LE pH de la Connexion.

MALADIES CHRONIQUES' MEILLEURE approche naturelle pour aider et prévenir : l'arthrite, Du sein et le **CANCER** de la **PROSTATE, CROHN** la maladie et le rhume.

Écrit par : **SHEILA BER-** Conseillère en naturopathie.

INTRODUCTION :

Je suis un technologue microbiologiques et chimiques, ce qui est actuellement travailler comme Consultant en naturopathie.

J'écris ce livre pour fournir des conseils pour aider et prévenir, plusieurs maladies chroniques, que j'ai éprouvé moi-même
.
Je suis une survivante du Cancer du sein et de la maladie de Crohn.

Les conseils donnés dans ce livre, est de mon micro-expérience biologiques et chimiques et aussi de mon propre un personnel.

Je dédie ce livre à mon fils : Bernard et Philippe.

Le livre est aussi dédié à tous ceux qui cherchent une aide, pour leur douleur et la souffrance.

INDEX :

Quel est le pH ?

le pH est un acronyme pour le « potentiel d'hydrogène »,
ou l'acide ratio alcalin existant dans toutes les matières et
notre corps 7.365 mesure du pH est le point de référence
pour la mesure de notre santé.

Notre valeur normale du pH peut être assimilée à
l'organisme température ; Nous avons chacun ont une
valeur normale de 98,6 degrés. Lorsque la température de
notre corps augmente ou diminue Nous faisons
l'expérience habituellement les symptômes et plus
important encore, nous savons aussi qu'il y a une raison
sous-jacente lorsque notre température n'est pas normale.

mesures de l'échelle de pH acide à alcaline: 0 à 14.

Le pH de notre corps devrait être 7.365, qui est considéré
comme neutre.

7.365 étant neutre, si votre pH est 6.365 - vous êtes 10 fois
plus acide que la normale.

7.365 étant neutre, si votre pH est 5.365 - vous êtes 100 x plus acide que la normale.

Vous pouvez voir comment le facteur pH composés lui-même.
 C'est pourquoi les gens se sentiront comme si leur état de santé a avions et sont donc tenu de prendre des mesures pour normaliser leur équilibre de pH.

ALKALIZE et survivre !

BREAST CANCER prévention trucs et conseils par SHEILA BER (survivant) & conseillère en naturopathie.

50 % DE TOUS LES CANCERS PEUVENT ÊTRE PRÉVENUS !

1) ALKALIZE votre corps , 2) Prendre quotidiennement vitamine D3 , 5 000-10 000 U.i. divisé en 2: am & h de façon Simple et moins cher d'alkalize : 1/2 c. à thé de bicarbonate de soude dans 1 tasse d'eau, tous les jours. Si votre régime alimentaire se compose de glucides excessive (y compris les sucres) et votre niveau de stress est très élevé, vous prenez des médicaments, vous fumez, serait certainement très acide de pH de votre corps. Vous devrez alors prendre de bicarbonate de soude, 2 x par jour, pour s'assurer que votre corps n'est pas acide, afin qu'il découragera CANCER de prospérer.

Note : Les cellules cancéreuses amour pour prospérer dans un environnement acide seulement !

C'est la chimie de base !

2) Probiotiques take: 1-2 capsules par jour.

3) Manger beaucoup de fruits et légumes. Moins de glucides et de graisses.

4) Prendre 1-2 c. à soupe de lin huile ou morue Huile de foie de poisson tous les jours ! Ils réduisent l'inflammation et également réduire le risque de cancer.

5) Ne pas fumer, ni manger des aliments fumés. Tenir éloigné des coupes de viande froide. Manger de poisson, de poulet et de légumineuses qui ont le cancer, lutte contre les propriétés.

6) Utiliser les dentifrices qui sont le fluorure et le Paraben libre. Le fluorure est en compétition avec l'iode dans votre corps, causant un déséquilibre des hormones et la thyroïde.

7) Utilisent des agents de nettoyage qui sont vert et exempts de produits chimiques nocifs volatiles.

8) *Pour remplacer les déodorants : utiliser un petit mélange de* <u>bicarbonate de soude</u> *et d'eau et appliquer sous bras etc.*

Il gardera vous sentir fraîche pendant plusieurs jours. Vous pouvez répéter tous les jours. C'est simple, efficace et bon marché.

Il ne laisse pas de taches sur vos vêtements.

9) *S'abstenir de consommer de l'alcool, si possible. L'alcool déclenche niveau d'oestrogène, qui alimentent la croissance du cancer, (surtout le cancer hormonal) si excessif.*

10) *Vérifier périodiquement le niveau de votre thyroïde. La thyroïde contrôle toutes les fonctions corporelles, y compris les hormones.*

11) *Toutes les boissons alcoolisées contiennent des levures. Surcroissance de levures est toxique, endommager et peut vous rendre sujettes au cancer.*

Lorsque vous mangez ou buvez des accents poético aliments, boissons, tels que : PIZZA, pâtisserie, vin, bière, consommer avec modération et immédiatement prendre des probiotiques, pour se débarrasser de la levure excessive dans votre corps. Probiotiques aussi de digérer et de tuer la levure.

*Veuillez noter : une forte présence de levure/Candida peut présenter un risque élevé de développer un cancer du sein.

12) Jour vérifier votre niveau de pH urinaire. Le pH optimum est : 6,5 à 7,5).

13) L'analyse de sang, une fois en 6 mois et de vérifier votre niveau d'ESR. Il indique le taux d'inflammation dans votre corps. Niveau élevé de l'inflammation peut induire la croissance du cancer. Vérifiez également l'état de votre foie .

14) Vérifier votre niveau d'hormones . Si votre niveau d'oestrogène est élevé, vous êtes alors considérés comme des oestrogènes dominants et donc à un risque plus élevé de développer hormonale associée du cancer.

<u>Pour équilibrer vos hormones</u>, il est recommandé d'utiliser de la crème progestérone Bioidentical 3 % - 6 %, une fois ou 2 x jour.

Vous simplement appliquer sur la peau, quotidiennement, alternance de zones : <u>abdomen</u>, <u>cou avant</u>, <u>à l'intérieur du milieu-bras</u>, <u>à l'intérieur et à l'arrière des cuisses</u>.

Vous aurez besoin d'une prescription médicale. Tout Dr avec une approche alternative sera heureux de vous aider. Bioidentical progestérone est bénéfique pour : bilan de la thyroïde, la santé des os, santé cardiovasculaire, système nerveux et beaucoup plus.

Pour plus d'informations :

<u>http://www.hystersisters.com/VB2/article_97232.htm</u> et <u>http://www.hormone-healthy.com/Benefits_of_Natural_Progesterone.htm</u>.

15) Vérifier avec un médecin naturopathe, si vous avez des parasites, notamment les douves, qui causent le cancer ! Le test est brève et simple, et c'est fait par <u>dispositif informatisé des capteurs Electro cutanée</u>.

* J'avait un cancer du sein et découvre grâce à ce test, que j'ai eu des douves qui prit, près de 70 % de mon corps, alors que le cancer était déjà présent. Je connaissais plus tôt, que j'ai eu les, et a obtenu un traitement adéquat, le cancer n'aurait pas été le résultat.

Vous pouvez obtenir des douves, en mangeant des légumes mal lavés, aussi poissons et viandes insuffisamment cuits.

16) Garder votre stress niveau bas. Trouver des moyens pour y faire face efficacement, afin qu'il ne laisser impact négatif, toxique sur votre corps, ce qui peut entraîner le cancer ou autre maladie grave.

<u>Chimie des corps</u> : Stress, régime alimentaire acide, médicaments, alcool, tabagisme, parasites (y compris la levure, champignon), contribuent tous à pH acide corps.

Il est extrêmement difficile de rester légèrement alcaline à toutes les époques, pour la plupart des gens, sauf si on prend des mesures pour renverser le pH acide

Plus simple consiste à inverser l'acidité à l'alkalize : boire 1/2 c. à thé de bicarbonate de soude dans 1 tasse d'eau, avec 1 comprimé POTASSIUM (pour maintenir votre équilibrés les électrolytes).

Faire 2-3 par jour. Bicarbonate de soude est inoffensive, vous fournit de l'énergie, oxygène, meilleure digestion, a ajouté a un effet de détoxification et neutralise l'acidité de votre corps.

Si votre niveau d'acidité est beaucoup trop élevé, vous devrez répéter ces 2 - 3 fois par jour, afin que votre corps sera légèrement alcalin : pH de 7,0 à 7,5.

** Pour tester votre pH du sang, vous simplement vérifier le pH dans votre Urine, 2 x par jour. Si vous avez le cancer, vous devez vérifier au moins 3 x par jour. Cancer plus acidifie le corps, en libérant ses toxines.

Un test simple se fait avec un q-TIP (recouverts de curcuma et a une couleur jaune clair) et est placé sous le flux d'urine.

Si le pH est acide, il restera jaune, et si elle est alcaline, la couleur de la q-Tip apparaîtra dans une couleur allant du orange au couleur de vin rouge.

Orange au vin rouge, sont les couleurs que vous souhaitez atteindre. Si vous voyez jaune sur votre q-Tip, immédiatement alkalize, en prenant votre bicarbonate de soude boire, comme décrit ci-dessus.

** Pour préparer votre Q-Tips pour le test, faire les étapes simples suivantes : dans un petit récipient, placez plusieurs cuillères à soupe d'alcool éthylique (Pharmacy) à friction. Mélanger : 1/2 c. à thé de poudre de curcuma.

Mélangez bien le tout. Plonger 10-20 Q-Tips dans le mélange. Laisser sécher sur une feuille de papier. Les couper en 1/2, donc vous pouvez utiliser les deux extrémités pour plus de tests. Vous aurez un approvisionnement de mois pour faire vos tests quotidiens de pH.

17) Vous devez prendre votre <u>quotidiens vitamines</u> et <u>minéraux</u> qui aident à la lutte contre le cancer, et les plus importantes sont :

BÊTA CAROTÈNE - 20 000 U.I.

B-12- <u>Méthyle</u> <u>cobalamine</u> version est meilleure ! Pour une absorption optimale, 1000-5000 mcg.

ACIDE folique - 5 mg.

B-complexe, y compris Multi minéraux.

VITAMINE C - 2 000 mg.

<u>Minéraux plus important</u> : Citrate de zinc -100 mg. Sélénium -100-200 mcg, Potassium 99 mg, Calcium Citrate 1000mg - 1500 mg. par jour, Citrate de magnésium/Malate 500 mg.

18) Vous devez également prendre <u>des enzymes pancréatiques contenant de la bile de boeuf.</u> Enzymes digèrent les aliments, parasites, cellules cancéreuses, matière putride dans les entrailles.
Ils permettent de l'enfoncer et garder le corps propre. Il aide également à réduire l'inflammation. Prendre à chaque repas.

Il est également recommandé de prendre 2 comprimés avant d'aller au lit la nuit. Si vous avez le cancer, prendre tous les soirs, jusqu'à 5 comprimés d'enzymes : enzymes aide digest les cellules cancéreuses.

J'espère que vous trouvez ces informations utiles pour vous.

BER SHEILA, 2012.

Avis de non-responsabilité.

PROSTATE CANCER CONSEILS DE PRÉVENTION ET DES CONSEILS.

50 % DE TOUS LES CANCERS PEUVENT ÊTRE PRÉVENUS !

1) ALKALIZE votre corps, 2) prendre DAILY vitamine D3, 5 000-10 000 u.i. divisé en 2: am & h de façon Simple et moins cher d'alkalize : 1/2 c. à thé de bicarbonate de soude dans 1 tasse d'eau, tous les jours. Avec le bicarbonate de soude, vous serez informé prendre 1 mg capsule 99 potassium, afin de garder votre équilibrés les électrolytes.

Aussi pour aider à maintenir une pression artérielle normale.

Si votre régime alimentaire se compose de glucides excessive (y compris les sucres) et votre niveau de stress est très élevé, vous prenez des médicaments, vous fumez, donc le pH de votre corps serait certainement très acide.

Moyen le plus facile à neutraliser, est en prenant la base alkalizer, bicarbonate de soude. Prendre 2 x par jour, pour s'assurer que votre corps est <u>pas acide</u>, afin qu'il décourage les CANCER en plein essor, ou de propagation. <u>Note</u>: amour de cellules cancéreuses à prospérer dans un environnement acide seulement !

C'est la chimie de base !

2) Probiotiques take: 1-2 capsules par jour.

3) Mange beaucoup de fruits et légumes. Moins de glucides et de graisses.

4) Prendre 1-2 c. à soupe huile de lin huile/morue foie poisson tous les jours ! Ils réduisent l'inflammation, donc aussi moins de risques de cancer.

5) Ne pas fumer, ni manger des aliments fumés. Tenir éloigné des coupes de viande froide. Manger de poisson, de poulet et de légumineuses qui ont le cancer, lutte contre les propriétés.

6) *Utiliser des dentifrices qui sont fluorure et Paraben free. Le fluorure est en compétition avec l'iode dans votre corps, causant ainsi la thyroïde et le déséquilibre des hormones.*

7) *Utilisent des agents de nettoyage qui sont vert et exempts de produits chimiques nocifs volatiles.*

8) *Pour remplacer les déodorants : utiliser un petit mélange de* <u>*bicarbonate de soude*</u> *et d'eau et appliquer sous le bras, etc.*

Il gardera vous sentir fraîche pendant plusieurs jours. Vous pouvez répéter tous les jours. C'est simple, efficace et bon marché.

Il ne laisse pas de taches sur vos vêtements.

9) *S'abstenir de consommer de l'alcool, si possible. L'alcool déclenche niveau d'oestrogène, provoquant et alimente la croissance du cancer, (surtout le cancer hormonal) si consommé excessivement.*

10) *Vérifier périodiquement le niveau de votre thyroïde. La thyroïde contrôle toutes les fonctions corporelles, y compris les hormones.*

11) *Toutes les boissons alcoolisées contiennent des levures. Surcroissance de levures est toxique, endommager et peut vous rendre sujettes au cancer.*

Lorsque vous mangez ou buvez des accents poético aliments, boissons, tels que : PIZZA, pâtisserie, vin, bière consommer avec modération et de prendre immédiatement Probiotiques, pour se débarrasser de la levure excessive dans votre corps. Probiotiques aussi de digérer et de tuer la levure.

* Veuillez noter : une forte présence de levure/Candida peut présenter un risque élevé de développer un cancer du sein.

12) *Jour vérifier votre niveau de pH urinaire. Le pH optimum est : 6,5 à 7,5).*

13) *Faire une analyse de sang, une fois en 6 mois et vérifier votre niveau d'ESR. Il indique le taux d'inflammation dans votre corps. Niveau élevé de l'inflammation peut induire la croissance du cancer. Vérifiez aussi votre foie statut.*

14) Vérifier votre niveau _d'hormones_ . Si votre niveau d'oestrogène est élevé, vous êtes alors considérés comme des oestrogènes dominants et donc à un risque plus élevé de développer hormonale associée du cancer.

Pour équilibrer vos hormones , il est recommandé d'utiliser de la crème progestérone Bioidentical 3 % - 6 %, une fois ou 2 x jour.

Vous simplement appliquer sur la peau, alternant quotidiennement les zones : _abdomen_, _cou avant_, _à l'intérieur du milieu-bras_, _à l'intérieur et à l'arrière des cuisses_.

Vous aurez besoin d'une prescription médicale. Tout Dr avec une approche alternative sera heureux d'aider. Bioidentical progestérone est bénéfique pour : bilan de la thyroïde, la santé des os, santé cardiovasculaire, système nerveux et beaucoup plus.

Pour plus d'informations :

http://www.hystersisters.com/VB2/article_97232.htm et http://www.hormone-Healthy.com/Benefits_of_Natural_Progesterone.htm .

15) *Vérifier avec un médecin naturopathe, si vous avez des parasites, notamment les douves, qui causent le cancer ! Le test est brève et simple, et c'est fait par <u>dispositif informatisé des capteurs Electro cutanée.</u>*

* J'avait un cancer du sein et découvre grâce à ce test, que j'ai eu des douves qui prit, près de 70 % de mon corps, alors que le cancer était déjà présent. Je connaissais plus tôt, que j'ai eu les, et a obtenu un traitement adéquat, le cancer n'aurait pas été le résultat.

Vous pouvez obtenir des douves, en mangeant des légumes mal lavés, aussi poissons et viandes insuffisamment cuits.

* <u>Veuillez noter :</u> Cancer de la prostate est un cancer hormonal, et ses causes sont à bien des égards similaires à cancers hormonaux chez la femme.

16) *Garder votre stress niveau bas. Trouver des moyens pour y faire face efficacement, afin qu'il ne laisser un impact négatif, toxique sur votre corps, ce qui peut entraîner le cancer ou autre maladie grave.*

<u>Chimie des corps</u> : Stress, régime alimentaire acide, médicaments, alcool, tabagisme, parasites (y compris la levure, champignon), contribuent tous à pH acide corps. Il est extrêmement difficile de rester légèrement alcaline à toutes les époques, pour la plupart des gens, sauf si on prend des mesures pour renverser le pH acide de corps.

Une façon plus simple d'alkalize est de : boire 1/2 cuillerée à thé bicarbonate de soude dans 1 tasse d'eau, <u>avec</u> 1 POTASSIUM comprimé (pour maintenir votre équilibrés les électrolytes). Faire 2-3 par jour.

Bicarbonate de soude est inoffensive, vous fournit de l'énergie, oxygène, meilleure digestion, a ajouté a un effet de détoxification et neutralise l'acidité de votre corps.

Si votre niveau d'acidité est beaucoup trop élevé, vous devrez répéter ces 2 - 3 fois par jour, afin que votre corps sera légèrement alcalin : pH de 7,0 à 7,5.

** Pour tester votre pH du sang, vous simplement vérifier le pH dans votre Urine, 2 x par jour. Si vous avez le cancer, vous devez vérifier au moins 3 x par jour. Cancer plus acidifie le corps, en libérant ses toxines.

Un test simple se fait avec un q-TIP (recouverts de curcuma et a une couleur jaune clair) et est placé sous le flux d'urine. Si le pH est acide, il restera jaune, et si elle est alcaline, la couleur de la q-Tip apparaîtra dans une couleur allant du orange au couleur de vin rouge.

Orange au vin rouge, sont les couleurs que vous voulez. Si vous voyez jaune sur votre q-Tip, immédiatement alkalize, en prenant votre bicarbonate de soude boire, comme décrit ci-dessus.

** Pour préparer votre Q-Tips pour le test, faire les étapes simples suivantes : dans un petit récipient, placez plusieurs cuillères à soupe d'alcool éthylique (Pharmacy) à friction. Mélanger : 1/2 c. à thé de poudre de curcuma.

Mélangez bien le tout. Plonger 10-20 Q-Tips dans le mélange. Laisser sécher sur une feuille de papier. Les couper en 1/2, donc vous pouvez utiliser les deux extrémités pour plus de tests. Vous aurez un approvisionnement de mois pour faire vos tests quotidiens de pH.

17) Vous devez prendre votre <u>quotidiens vitamines</u> et des minéraux qui aident à la lutte contre le cancer, et les plus importantes sont :

BÊTA CAROTÈNE - 20 000 U.I.

B-12 - version <u>MÉTHYLCOBALAMINE</u> est meilleur ! Pour une absorption optimale, 1000-5000 mcg.

ACIDE folique - 5 mg.

B-complexe, y compris Multi minéraux.

VITAMINE C - 2 000 mg.

<u>Minéraux plus important :</u> <u>Citrate de zinc</u> <u>-100 mg.</u> <u>Sélénium</u> <u>-100-200 mcg,</u> <u>Potassium</u> <u>99 mg,</u> <u>Calcium Citrate</u> <u>1000mg - 1500 mg. par jour,</u> <u>Citrate de magnésium/Malate</u> <u>500 mg.</u>

18) Vous devez également prendre <u>des enzymes pancréatiques contenant de la bile de boeuf.</u> Enzymes digèrent les aliments, parasites, cellules cancéreuses, matière putride dans les entrailles. Ils permettent de l'enfoncer et garder le corps propre.

Il aide également à réduire l'inflammation. Prendre à chaque repas.

Il est également recommandé de prendre 2 comprimés avant d'aller au lit la nuit. Si vous avez le cancer, prendre tous les soirs, jusqu'à 5 comprimés d'enzymes : enzymes aide digest les cellules cancéreuses.

BER SHEILA, 2012.

Avis de non-responsabilité.

La maladie de CROHN aide et conseils – mon schéma succès personnel le mieux.

MON MEILLEUR CONSEIL POUR VOUS :

Vitamine D3 une carence en **est un facteur majeur de Crohn. Je prends 8 000-10 000 UI par jour, divisée par deux, 2 x par jour.**

Essayez comme moi prendre la dose ci-dessus, mais toujours avec une cuillère d'huile de lin ou de poissons, afin d'optimiser l'absorption. Vitamine d va vous donner de l'énergie, réduire l'inflammation, équilibre votre Thyroïde et autres hormones, protègent contre les cancer, maintenir la bonne santé du système nerveux, vous aider à dormir mieux et bien plus encore.

Éliminer les sucres et les remplacer avec du miel dans tout ! Miel est composé de mono-saccharides et facilement assimilée par les intestins atteints de Crohn, donc moins la croissance bactérienne qui provoque l'inflammation.

Essayez aussi de prendre 1/2 c. à thé de miel de MANUKA, sur estomac vide 1 heure avant un repas. Guérir les plaies à l'intérieur et à l'extérieur du corps!!!

****Si vous êtes allergique au fructose, ne mangent pas de miel!** Essayez de Stevia.*

* Veuillez noter : si le miel n'est pas stockée correctement, ou il vient dans un emballage insuffisant, il est vulnérable à la contamination bactérienne. Il peut être entreposé à la température de la pièce, toujours avec le couvercle bien fermé.

Il aide contre toute douleur abdominale ! Je l'ai essayé lorsque j'ai eu la douleur d'une attaque de Crohn, la douleur avait disparue.
Le coût est d'environ 12 $ un pour petit pot et il dure longtemps raisonnablement.

SUCRE-EN TOUTE FORME, EST EXTRÊMEMENT DOMMAGEABLE POUR LES ENTRAILLES ENFLAMMÉES DE PERSONNES ATTEINTES DE CROHN.

Essayez d'éviter de fumer et le café, seulement une fois par jour ou tous les deux jours ! Au lieu de café, d'être alerte et éveillé, mettre une pincée ou deux de poivre de CAYENNE 1/2 tasse d'eau tiède, ou dans les salades, les soupes, les plats. Il fait des merveilles ! Elle prend également la douleur loin!!!

Prendre tous les jours: 2 cuillères à soupe de pomme vinaigre de cidre dans 1 tasse de chaud eau, aide énormément ! Absolument !

Aussi, je prends 1 aspirine enduits mg 81. tous les jours, ou tous les autres jours. Il garde l'inflammation vers le bas, et le sang mince, en raison de l'ESR élevée associée à la maladie de Crohn.

Elle empêche les coups possibles chez les personnes âgées, en raison de nombre de plaquettes de sang élevé associé et ESR élevé !

Vous regretterez pas mettre en œuvre les suggestions ci-dessus, que vous les Obtenez de sufferer un Crohn comme vous, qui est mature en années, et avec l'expérience, et qui a tout essayé. J'ai fourni dans ce livre, nombreuses suggestions utiles pour les situations d'urgence. Si vous n'essayez pas, vous saurez jamais...

Niveau *Vérifiez auprès de votre G.P. votre thyroïde et le niveau de l'hémoglobine ainsi. Vous aurez peut-être besoin pilules de fer (plus de source végétale). www.vitacost.com vend à moindre coût - Item # CTL4026594. Prendre 3 par jour de vitamine C - 500-1000 mg, pendant 3 mois.*

En cas de douleur intense, pour un soulagement immédiat, prendre aussi 1 c. à soupe d'argent colloïdal, mais ornés dans la bouche pendant quelques secondes, puis avaler. En 5-7 minutes, la douleur disparaît.

En outre prendre : thérapie enzymatique <u>complexe de ROBERT</u> (environ $ 20.-), qui est extrêmement utile pour éviter une attaque.

Prendre 3 x par jour, pendant plusieurs jours, sur un estomac vide jusqu'à ce que vous sentir mieux.

Toute douleur abdominale, douleur de Crohn peut être allégée efficacement, avec un mélange à base d'herbes bouillies (5 min.): sauge, menthe, anis. Boisson chaude, plusieurs fois par jour. C'est la guérison et détoxifiantes. N'oubliez pas le miel MANUKA aussi pour la douleur !

<u>Ne</u> : manger des aliments frits!

<u>Ne pas boire de lait cru!</u> Vous devez minimiser boire du lait. Vous pouvez boire 2-3 tasses par semaine, mais <u>vous devez tout d'abord bouillir</u>!!!
Parce que le lait a une bactérie spécifique qui aggrave considérablement le Crohn, mais si vous faites bouillir il, vous ne devriez avoir aucun problème.

Ne buvez pas d'alcool, comme toutes les boissons alcoolisées contiennent des levures. Surcroissance de levures est toxique, endommager et peut provoquer une inflammation.

7 bis) lorsque vous mangez ou buvez des <u>accents poético aliments, boissons,</u> tels que : PIZZA, pâtisserie, vin, bière, consommer avec modération et immédiatement prendre des probiotiques, pour se débarrasser de la levure dans votre corps, avant elle devient hors de contrôle.

Probiotiques aussi de digérer et de tuer la levure.

<u>Manger</u> : 2-3 x par semaine saumon de poisson et de poulet aussi. Il s'agit de guérison pour les entrailles et anti-inflammatoires. Ils sont bénéfiques pour le coeur, le cerveau et de la dépression ainsi.

Prendre : Huile de foie de morue: 2-3 cuillères à soupe par jour. Il est anti inflammatoire et conserve vos vaisseaux sanguins en bonne forme. Elle permet également de parer à la dépression.

Manger du riz tous les jours si vous le pouvez, jusqu'à ce que vous obtenez la meilleure. Lorsque vous vous sentez mieux, vous pouvez augmenter vos pommes de terre et de la consommation de pain (blé entier ou 7 grains). Le riz est le seul complexe carb qui vraiment mieux accepte de Crohn. Vous pouvez cuire de plusieurs façons.

Vous pouvez même ajouter des raisins secs, argentés amandes, ajouter 3 cuillères à soupe de miel, 2 c. à soupe huile de pépins de raisin (meilleure huile) et 1/2 cuillerée à thé de beurre, muscade, quelques zeste de citron de cannelle, râpé (1/3 c. à thé), 1/2 tasse de lait ou lait condensé (dans une boîte).

Amener à ébullition et laisser mijoter pendant environ 15 minutes. Manger froide ou chaude.

La pire chose que vous pouvez faire est de se sentir désolé pour vous-même. Je sais que Crohn peut causer la dépression. Mais vous devrez rester forte, positive et optimiste ! Vous devez déplacer avec la vie.

Vous avez à faire preuve de souplesse lorsqu'il s'agit de nourriture et abandonner les éléments qui vous trouble (inflammation).

* Si vous faites une erreur et que vous mangez quelque chose que vous ne devriez pas, ou si le stress vous provoque une attaque, malgré tous les efforts, Don't give up ! Continuer à combattre et faire tous les conseils donnés à vous dans ce livre.

Il faut du temps pour guérir, et lentement vous guérira, je promets ! Cependant, vous devez apporter des modifications, vous devez ou vous pourriez subir big time. Il suffit de visualiser vos intestins et ce que vous mettez dedans !

Toujours prendre le miel pour remplacer le sucre et miel de MANUKA pour la douleur. Prendre aussi probiotiques (« Primal Defense » est meilleur!) à niveau microbien de donjon et de l'inflammation vers le bas.

Si vous êtes allergique au fructose, ne mangent pas de miel !

N'oubliez pas : que les intestins peuvent guérir à tout moment, mais lentement et sûrement.

Cependant, vous devez contrôler ce que tu manges et dans quelle mesure. Essayez de regarder à l'intérieur de vous. Restez calme, essayer de ne pas s'inquiéter.

Si vous vous sentez déprimé, vous devez prendre le complexe de B-2 - 3 fois par jour et la L-Théanine (acides aminés) 1-2 par jour. Boivent du café : une fois par jour assez ! Même dilué (il augmente votre niveau de sérotonine, rendre vous sentiment contenu).
Prendre 2 c. à soupe de morue Huile de foie par jour, comme il combat la dépression et l'inflammation !

Cuisine chinoise peut être huileux. Si c'est des légumes et du riz, qui ne sont pas huileux, c'est OK. Sauce soya aggrave le Crohn, donc rester loin d'elle. Orange est également très aggravant. Au lieu de citron dans la nourriture, utilisez chaux, comme il est préférable que les entrailles de Crohn.

Poulet Teriyaki a la sauce soja et elle peut aggraver.

Steak est bon, pommes de terre je trouve OK, ajouter l'huile d'olive sur eux, certains persil, jus de citron et de sel, c'est tous les guérison et excellente dégustation.

Oeufs, que je trouve que si vous mangez 3 fois par semaine et 3 jours de repos puis, alternativement, votre corps ne développe pas l'intolérance (allergie) pour les oeufs. Mais il est individuel.

Blanc de farine sous une forme quelconque (pain, gâteaux, biscuits, etc.) n'est pas bon pour Crohn. Je mange du pain de blé entier, ou 7 grains, mais garder au minimum, comme la farine convertit en sucres (polysaccharides, disaccharides) et vos intestins auront du mal à les digérer.

Glucides complexes tels que le riz (Basmti est meilleur!). Pommes de terre, 3 x par semaine est fine.

Sandwich avec de la viande cuite accueil est OK, mais certainement <u>pas les coupes froid!</u>

Charcuteries provoquera une attaque immédiate et une inflammation plus conséquent. Les intestins peuvent réagir négativement, y compris la formation d'un blocage.

<u>Ne mangez pas</u> : Pommes, oranges, pizza (pour l'instant).

<u>Vous pouvez consommer</u> : Bananes (très bon! même 2-3 x par jour), brocoli est très bonne, mais doit être lavé et bouilli pendant 3-5 minutes, pour rendre plus facile les entrailles à digérer.
Carottes sont très bons, mais maintenant, jusqu'à ce que vos intestins s'améliore, vous devez cuire les carottes pendant environ 10 minutes, pour une digestion plus facile.

Tomates sont très bonnes, mais il peuvent irriter vos intestins sensibles. Vous pouvez manger des tomates fraîches saupoudrées d'huile d'olive sur le dessus, et elle a un goût yummi.

Tranches de pizza 1-2 sont OK, mais en raison de la <u>levure</u> dans la croûte, vous devez prendre 2 capsules de probiotiques, de digérer et de tuer la levure. Sinon, il pourrait vous donner douleurs et les ballonnements.

Crêpes sont Ok, si vous consommez 2-3, seulement avec le miel, aucune autres sirops, <u>ou même du sirop d'érable</u>, en raison de la teneur en sucre (disaccharides), qui peut endommager vos entrailles.

Bonne Chance!

BER SHEILA, 2012.

AVIS DE NON-RESPONSABILITÉ.

AIDER l'arthrite et les meilleurs conseils de prévention.

MON MEILLEUR CONSEIL POUR VOUS :

La basic causes contribuant à l'arthrite sont comme suit :

1) Forte activité microbienne il en résulte inflammation. Prendre des probiotiques ! Ils ont de nombreux avantages pour la santé,
et ils aident à combattre et à éliminer les microbes, qui causer de l'inflammation.

2) Action mécanique des articulations et l'érosion du cartilage.
Cartilage agit comme isolant entre les os.

Causes mécaniques varient et inclure l'usure : usage constant, sur l'utilisation ou mauvaise utilisation des articulations, augmentant le risque de dommages pour eux.

Mesdames : <u>réduire portant des hauts talons.</u> Tout le monde : porter des houes confortables que vous fournissent un soutien adéquat.

Vérifiez aussi votre corps balance. Effets de corps déséquilibré la façon dont vous marchez et donc des effets aussi la mécanique fonction de vos genoux.
Si vous sentez que vous manquent d'équilibre, voir un chiropraticien ou un physiothérapeute. Vous devrez peut-être ajuster votre dos et posture périodiquement.

<u>*Exercice:</u> faire des exercices quotidiens, au sein de votre confort limites, avec un peu de défi ou de résistance, vous aidera à construire l'endurance, l'équilibre et la mobilité. Veuillez voir l'article # 10 ci-dessous, pour plus d'informations.

3) **Pression** -Pression de poids lourds, sur les articulations, particulièrement sur les genoux, peut contribuer à d'autres dégâts et l'érosion du cartilage, des tendons et des os.

N'emportez pas les poids lourds. Gérer le poids que vous vous sentez est la lumière et qui ne seront pas exercer une pression sur vos genoux.

Vos genoux portent la grande partie du poids du corps. Si vous sont en surpoids, que vous bénéficierez grandement de perdre poids qui se sent à l'aise pour vous, et qui sera aussi tirer profit de vos genoux et les autres articulations.

4) **Température** - Garder vos articulations chaudes, surtout le genoux pendant les saisons fraîches et froides. Les genoux sont très sensibles au froid. Température froide aggrave et raidit eux, ainsi que toutes les autres articulations, ce qui entraîne une inflammation et la douleur, particulièrement si vous souffrent déjà de certaines degré de l'arthrite.

Solution : Porter des réchauffeurs de jambe, tirés sur vos genoux, jour et nuit, pour s'assurer qu'ils se trouvent constamment chauds!

Vous pouvez obtenir acryliques réchauffeurs de jambe au plus magasins Dollarama, à un prix très bas.

<u>Remarque :</u> Garder les genoux chaud, lorsque la température de votre entourant est de moins de 15 ans° C, est un monde de différence, Comment vos genoux sentir !

5) <u>Humidité</u> -Humidité inférieure et niveau dans l'air, la pression barométrique représentent un environnement défavorable pour Patients arthritiques.

* Prendre soin de vos articulations, surtout les genoux, en appliquant un barrière sur la zone des articulations.

<u>Solution</u> : Une barrière appropriée peut être toute huile cuisson ordinaire, bonne santé, comme les graines de raisin, amande, moutarde ou même l'huile de Canola.

Massage tous les jours, tout ce qui précède, sur la zone mixte, pendant quelques secondes. L'huile laisse une fine couche, pour conserver l'humidité.

En outre, les huiles qui sont riches en antioxydants, lorsque pénétrant dans la peau, fournira vos articulations avec excellent avantages pour la santé, ainsi qu'avec beaucoup besoin de <u>lubrification</u>.

6) Imbalanced corps Ph. Votre pH du sang doit être légèrement alcaline, et si c'est acide, elle donne lieu à supérieur microbienne activité dans votre corps, la privation d'oxygène, donc plue niveau de l'inflammation, qui se manifeste de plusieurs façons.

Dans l'ensemble le pH du corps a un effet significatif sur tous les joints, les vaisseaux sanguins, tissus, organes, hormones, bref, tous les corps systèmes. PH acide est attribuée à une consommation <u>élevée</u> de sucres/glucides, <u>stress</u>, huiles, graisses et protéines!

<u>À alkalize quotidienne suivantes</u>: Prendre 1/2 c. à thé de <u>bicarbonate de soude</u> (Arm & Hammer) dans 1 tasse d'eau, avec 1 comprimé de <u>Potassium</u> (afin de maintenir votre équilibrés des fluides électrolyte).

Vous devrez peut-être répéter ces 2 - 3 fois par jour, afin que votre corps continuera à être légèrement alcaline : pH de 7,0 à 7,5.

Pour tester le pH de votre corps, vous simplement tester le pH dans votre urine, comme suit :
Un test simple se fait avec un q-TIP (recouverts de curcuma, et a la lumière de couleur jaune) et est placé sous le flux d'urine.

Si le pH est acide, il restera jaune, et si elle est alcaline, la couleur de la q-Tip apparaîtra dans une couleur allant du orange au couleur de vin rouge.

Orange au vin rouge, sont les couleurs que vous souhaitez obtenir. Si vous voyez jaune sur votre q-Tip, immédiatement alkalize, en prenant votre bicarbonate de soude boire, comme décrit ci-dessus.

** Pour préparer votre Q-Tips pour le test, faire le simple suivant étapes : dans un petit récipient, placez plusieurs cuillères à soupe de rubbing alcool éthylique (Pharmacy). Mélanger : 1/2 c. à thé de poudre de curcuma. Mélangez bien le tout. Plonger 10-20 Q-Tips dans le mélange.

Laisser sécher sur une feuille de papier. Les couper en 1/2, donc vous pouvez utiliser les deux extrémités pour les tests multiples. Vous aurez un approvisionnement de mois pour faire vos tests quotidiens de pH.

7) Déséquilibre électrolytique - Si les liquides d'électrolytes organiques ne sont pas équilibré, la conductivité électrique dans vos articulations n'est pas optimale. Ce qui entraîne moins de ce qui suit : la circulation sanguine, oxygène, nutriments et énergie.

Pour équilibrer votre électrolytes prendre quotidien: Multi-minerals, et aussi 1 Potassium comprimé 99 mg - 1-2 x par jour.

8) Régime alimentaire -Régime alimentaire constitué de sucres excessifs, glucides, junk aliments qui contiennent aussi malsaines huiles et graisses, ce qui pourraient être nocifs et toxiques pour vos articulations et le corps en général.

Toute forme, y compris les glucides, sucres hauts régimes alimenteront les les bactéries anaérobies et la levure dans votre corps, en multipliant eux et en augmentant le niveau microbiens, qui sera entraîner une augmentation de l'inflammation et la douleur, en conséquence l'érosion du cartilage des articulations et des os.

Réduire votre consommation de sucres/glucides! *Note: miel (monosaccharides) avec modération est très bonne. Il se décompose et obtient absorbé plus rapidement, ce qui permet moins de temps pour les microbes de se nourrir et se multiplier.*

Miel peut être utilisé dans le café, thé, pâtisserie et bien plus.
Il est conservé à la température ambiante, mais il doit être manipulé soigneusement, en utilisant toujours des ustensiles propres lors de l'utilisation, pour éviter toute contamination microbienne.

9) État mental -Si vous rencontrez des stress qui est extrême, ou si vos émotions sont fluctuant hors de contrôle.

Certes, il est individuel et chaque personne extrême varie, en fonction de leurs capacités d'adaptation.

Trouver des façons positives pour y faire face et il ne laissez pas s'attarder, comme il est nocif pour votre santé et vos articulations seront ressenti !

Stress convertit le pH de l'organisme en acides:

NIVEAU DE STRESS ÉLEVÉ = AUGMENTATION DE L'ACIDITÉ CORPORELLE.

AUGMENTATION DE L'ACIDITÉ = NIVEAU MICROBIEN.

MICROBIENNE ÉLEVÉE = AUGMENTATION DE L'INFLAMMATION ET LA DOULEUR !

UNE PLUS GRANDE RELAXATION = DIMINUTION DE L'ACIDITÉ CORPORELLE.

UNE DIMINUTION DE L'ACIDITÉ = DIMINUTION DE L'INFLAMMATION ET LA DOULEUR !

ALKALIZE quotidiennement! Voir article # 5 ci-dessus.

Lorsque le pH du corps est très acide, il gêne normale métabolique activités, qui seront traduira par l'inflammation et la douleur !

* *Acidité du corps est détectée dans le sang et d'urine, ainsi que dans la salive.*

D'arrestation la PROGRESSION de l'arthrite dans vos articulations, prendre le suivant chaque jour:

1) GLS-500 -(Sulfate de Glucosamine) ou GLS-1000, 1 capsule - 2 x par jour.
Vous peut prendre avec de la nourriture, si aucun inconfort.

**Donner il temps d'avoir plein effet: 3-4 semaines !*

2) Boswellia -Une herbe anti-inflammatoire très efficace. 1 comprimé 2 x par jour.

3) MSM -(Methylsulfonylmethane) 1000 mg. - excellent en réduction de la douleur et l'inflammation. Prendre 1 capsule 2 x par jour.

Pour une augmentation de la douleur et l'inflammation, vous peut prendre en toute sécurité de 1-6 gélules 3 x par jour, de préférence sur l'estomac vide.

4) *Multi-vitamins.*

5) *B-complexe* - 1 tablette - 1-2 x par jour, avec de la nourriture, pour aider à lutter contre stress.

6) *Vitamine D3* -2 000-4 000 U.i. caplets, 2 x par jour, avec Huile de pétrole/lin oméga pour une absorption maximale. Vitamine d est un stéroïdes anti-inflammatoire.

Il est très bénéfique, particulièrement en concentration plus élevée, pour garder l'inflammation vers le bas. Il maintient en bonne santé os et thyroïde équilibré.

Vitamine D3 peut être en toute sécurité prises, jusqu'à 10 000 UI par jour, divisé en deux, 2 x aday. Amélioration de la santé et la réduction de l'inflammation, sont immédiatement remarqués.

7) *Bêta-carotène* - 1 caplet 2 x par jour, avec de la nourriture. Elle aide à lutter contre l'inflammation!!!

8) *Aspirine* 81 mg *enduit* - même tous les autres jours. *Prendre avec alimentaire seulement!* C'est très efficace pour réduire l'inflammation.
Vous pouvez vérifier le résultat en vérifiant votre sang niveau ESR, lors d'un test sanguin.

9) *Citrate de calcium* - Cette forme est plus absorbable. Take 1 200 1500 mg par jour, accompagné de vitamine C, à l'absorption d'aide davantage en synergie, pour maintenir la santé des os.

10) *Enzymes* -Prendre des enzymes avec repas, afin de garder votre propre système de digestion et de réduire l'inflammation.

11) *Exercice & Yoga* -Vous devez exercer tous les jours, de 15-20 minutes, pour garder vos articulations, ainsi que vos muscles de se faire Stiff. Si vous n'avez pas, vous découvrirez aussi mauvaise mobilité.

Lorsque vous travaillez vos articulations et muscles, votre corps secrets essentiels biochimiques graissage fluides que vous aider progressivement à atteindre une mobilité optimale.

NOTE : même si vous éprouvez de la douleur, faire le plus grand efforts à exercer. Fluides de graissage lentement rendra plus facile à faire ! Si vous êtes dans la douleur extrême, vous peut prendre Tylenol 1/2 heure avant la séance d'entraînement.

Yoga : Doing yoga environ 10-15 minutes par jour, de mentir sur votre retour confortablement, vous fournira de nombreux avantages pour la santé, physiquement, mentalement et spirituellement.

Vous pouvez vérifier certains exercices utiles dans ces site :

http://www.ehow.com/way_5344176_top-yoga-exercises-hip-pain.html et

http://www.LIVESTRONG.com/article/419696-Gentle-Exercises-Lorsque-mentir-down /

J'espère que vous trouvez ces informations très utiles.

BER SHEILA, 2012.

Avis de non-responsabilité.

FROID - PRÉVENTION DES SIGNES PRÉCOCES CONSEILS.

Ressentir les signes de froid venant ? Arrêter avant elle obtient le meilleur de vous. Protégez-vous immédiatement, en suivant simplement mes meilleures suggestions :

Prendre :

*1 . **Bêta-carotène** - 25 000 U.i. avec une c. à soupe d'huile de lin ou avec certains beurre, pour une meilleure absorption, comme c'est une vitamine soluble dans de la graisse. C'est aussi un anti inflammatoire.*

*2. **Vitamine C** - 2 000-4 000 mg un jour 2 000 mg. en AM et 2 000 mg à l'heure.*

*3. **Huile de foie de morue** - 2 c. à soupe par jour.*

L'huile vous offre de nombreux avantages pour la santé : réduire le cholestérol, le sang l'amincissement, fortifiant du système nerveux, réduction de l'inflammation, Aider contre la dépression, améliorer mémoire et bien plus encore. L'huile est très riche en vitamine A & D.

4. *Vitamine B-12* - (meilleure version qui est hautement absorbable : *METHYLCOBALAMINE*) prendre 1000-2000 mcg. Quotidien.

C'est une vitamine doit pour renforcer l'immunité, pour augmenter l'énergie, de la dépression, du système nerveux et beaucoup plus.

5. *B-complexe-* 1-2 capsules par jour, pour la santé en général.

6. *COLOSTRUM-* 2-3 capsules par jour. C'est absolument indispensable supplément pour éviter un rhume et renforcer votre système immunitaire. Ce produit est naturel et se trouve dans les glandes mammaires. Colostrum contient un grand nombre d'anticorps appelés « sécréteur immunoglobuline » (IgA) qui aident à protéger les muqueuses de la gorge, les poumons et les intestins du nouveau-né.

Quand se sentant porté vers le bas, je recommande de toujours prendre Colostrum, au moins pour les premiers 2-3 jours de l'apparition d'un rhume.

En outre, une bonne idée est aussi prendre <u>Tylenol</u> 325 mg. 1 comprimé, 2 x par jour, pendant un à deux jours, comme elle a un effet saisissant sur les rhumes, en raison de son anti inflammatoire action.

<u>*Alkalize!*</u> *– La majorité d'entre nous ont un pH acide, en raison d'un régime alimentaire acide, haut niveau, biologiques et chimiques de toxines et d'autres facteurs du stress.*

Pour atteindre un pH équilibré, légèrement alcalin, nous devons alkalize quotidiennement. PH acide (un déséquilibre) a plusieurs conséquences négatives importantes sur la santé. Notre défense immunitaire est abaissé, et le résultat est supérieur niveau microbien, augmentation de l'inflammation, provoquant des maladies, y compris le rhume.

<u>*À alkalize*</u> *: Prendre ½ c. à thé de bicarbonate de soude dans 1 tasse d'eau, remuez bien, et boire avec 1 comprimé de Potassium 99 mg.*

Potassium est nécessaire pour maintenir les liquides d'électrolytes organiques équilibrés, ainsi que de maintenir le niveau de pression artérielle normale.

* Rester loin de la malbouffe.

* *Apports en sucre réduire!* Si prise excessive, vous découvrirez : fluctuations de glycémie 1) fréquents, surcroissance 2) microbienne, ce qui entraîne un niveau plus élevé de corps inflammation. 3) plus lente guérison. 4) Agitation.

* abstenir de consommer de la viande rouge, car elle impose un fardeau sur le système immunitaire, en raison de temps de digestion plus long.

* Manger poisson ou du poulet, car elles offrent plusieurs avantages pour la santé, et sont anti-inflammatoires. Ils vous aident à guérir plus rapidement.

*Pour débarrasser de flegme, prendre Curcuma poudre. Il va effacer vos poumons, assez rapidement.

Prendre 1 c. à soupe dans 1 tasse, faire bouilli l'eau, remuez bien, refroidir et boire 1/3-3 x par jour, jusqu'à ce que vous vous sentez mieux ! Boire avant ou après la prise alimentaire. Il fonctionne !

* Boire la soupe au poulet, celui réel ! Logiciels commerciaux ne vous fournissent les mêmes avantages. Si vous n'avez pas soupe au poulet, manger de la viande de poulet dans un formulaire que vous aimez, préférablement pas frits. Il peut être dans une enveloppe, dans un sandwich ou sur ses propres.

* réchauffer vos extrémités du corps (tête et pieds), comme ils sont plus sensibles aux changements de température, ce qui peuvent influencer votre froid.

En vous souhaitant un prompt rétablissement.

BER SHEILA, 2012.

Avis de non-responsabilité

SHEILA BER 2012 BIOGRAPHIE.

Professionnellement :

Je suis un **Technicien microbiologiques et chimiques**, travaille actuellement comme **Conseillère en naturopathie**.
J'ai travaillé en microbiologie et en chimie, pour environ 12 ans, dans les industries pharmaceutiques, cosmétiques et produits de toilette.

J'a commencé comme un analyste microbiologiques et chimiques. J'ai effectué :
analyses chimiques et microbiologiques des matières premières, produits finis, la variété des matériaux d'emballage et leur compatibilité avec les différente gamme de produits finis.

Analyse chimique des tests ont été effectués à jour instruments technologiquement avancés, tels que des spectrophotomètres et autres appareils.
Tests microbiologiques dont l'incubation des échantillons et des études microscopiques d'une variété de bactéries, levures et champignons.

J'ai aussi participé en recherche & développement et dans des formulations de la grande variété de produits.
J'ai effectué plusieurs formules et modification de certains lorsque requis.

J'ai avancé plusieurs années plus tard, à un poste plus élevé avec le titre de gestionnaire de contrôle de la qualité.

Mon travail compris :
1) Contrôle de la qualité des matières premières, des produits, finis d'emballage.

2) J'étais responsable de la gestion et le soutien du personnel de laboratoire.

3) En outre, j'ai procédé à l'inspection sur les installations de production de parole, l'équipement, y compris le système de ventilation et d'autres systèmes. Rapport mensuel sur les résultats, mes recommandations et mise en œuvre des mesures correctives requises.

4) Communication avec Santé Canada, notamment pour obtenir les approbations réglementaires pour les nouveaux produits et de nouveaux brevets. Leur fournir documentation et informations des matières concernées, dans toutes les formulations.
J'ai énormément apprécié toutes les fonctions ci-dessus.

Il est très technique travail impliqué, très intéressant et stimulant.

Personnellement :

En général, je suis plutôt non conventionnelle, bien que comme getting older, devenir un peu plus classique. J'aime les choses droites simples, sans complication !
J'aime aider les gens. J'essaie de voir les choses, des situations, sous des angles différents.
Je s'abstenir de juger les autres, mais ont besoin de connaître tous les faits et les raisons de leur comportement particulier, pensées et actions, avant de former une opinion.
Je prends tout avec un grain de sel, toujours séjour vigilants et prudent.

La vie a ses hauts et des bas, mais j'essaye toujours de rester à flot. Essayer, c'est le mot clé !

Souvent, je vérifie mes attentes et peut les réduire à certains moments, de garder les choses en perspective.

À l'âge de 20 ans, j'ai effectué 2 ans de service dans l'armée, le poste de sergent. C'est sans aucun doute, une expérience de vie importante pour moi.

J'ai deux grandi fils. Je les aime très cher !
J'aime être mère bienveillante, pas parfaite, avec toujours place à amélioration.

ÉDUCATION :

Je suis diplômé avec les **honneurs en Science,** *et avec* **Distinction physique.**

Seneca College
Techniques microbiologiques et chimiques

École technique
Rédaction de l'architecture et mécanique

École de comptabilité
Comptabilité générale

OCCUPATION :

Je travaille actuellement comme Consultant en naturopathie.

HISTOIRE DE L'EMPLOI :
Société de négoce - Toronto de drogue
Microbiologiques et chimiques technologue

FABERGE - Toronto
Contrôle de la qualité / responsable de laboratoire

REVLON - Toronto
Contrôle de la qualité / responsable de laboratoire

ACCENTURE Business services publics - Toronto
Comptabilité et Administration.

Je Habite :
1) Toronto, Canada,
2) Argentine.

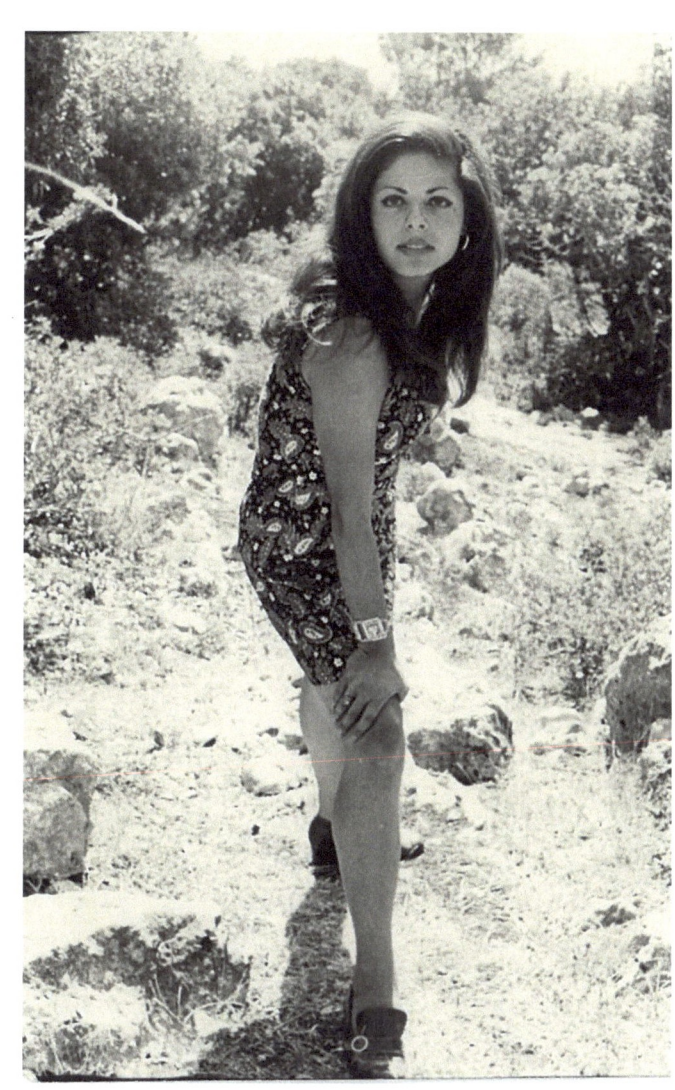

SHEILA BER, 2012.
(SHULLA)

Avis de non-responsabilité.

ALKALIZE et survivre !